DE LA PHTHISIE

DES TISSEURS ET DES DÉVIDEUSES

A L'HOPITAL DE LA CROIX-ROUSSE

A LYON

d 97
2 13.

DE LA PHTHISIE

DES

TISSEURS ET DES DÉVIDEUSES

A L'HOPITAL DE LA CROIX-ROUSSE

A LYON

PAR

Le Docteur CHATIN

Médecin de l'Hôtel-Dieu.

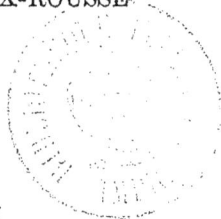

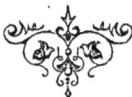

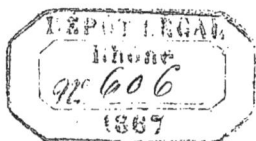

LYON

IMPRIMERIE D'AIMÉ VINGTRINIER

RUE BELLE-CORDIÈRE, 14

—

1867

DE LA PHTISIE

DES

TISSEURS ET DES DÉVIDEUSES

A L'HOPITAL DE LA CROIX-ROUSSE

A LYON

—

La tuberculisation peut se développer sur plusieurs appareils anatomiques : les centres nerveux, l'appareil digestif et ses annexes, le système osseux, l'appareil glandulaire et surtout l'appareil respiratoire. Nous ne voulons nous occuper que d'un élément de la question, celui de la tuberculisation pulmonaire comme cause de décès dans un milieu bien circonscrit et surtout au point de vue d'une *industrie spéciale* à Lyon.

La deuxième partie de la question de la tuberculose traitée au congrès médical international se rapportait à la tuberculisation dans les différents pays et à son influence sur la mortalité générale. Dans l'esprit du programme on devait surtout préciser les conditions étiologiques qui pouvaient avoir une influence prépondérante, en tenant compte de l'âge, du climat, des races, des aliments, des habitudes sociales, et des *industries spéciales* aux lieux où l'observation est faite. Nous croyons aussi que c'est sur l'étiologie qu'il faut faire des recherches, et que des statistiques et des études cliniques, soit dans les hôpitaux, soit dans les stations thermales ou dans les grandes villes, pourront fournir des documents propres à établir la prophylaxie de ce fléau qui afflige l'humanité. Il est très-important que les documents mis en œuvre pour étudier ces diverses questions soient aussi exacts que possible; aussi donnerons-nous, avant d'entrer dans les considérations générales de la question, un état indiquant par année le nombre des décès à l'hôpital de la Croix-Rousse et la proportion des cas de mort par phthisie pulmonaire chez les ouvriers en soie pendant une durée de cinq années.

ETAT indiquant par année le nombre des décès à l'hôpital de la Croix-Rousse et la proportion des cas de mort par la phthisie pulmonaire chez les ouvriers tisseurs et chez les ouvrières tisseuses et dévideuses.

ANNÉE 1862. — TOTAL DES DÉCÈS : 325.

Décès.

Hommes 153. — Décès par phthisie 52, dont 29 tisseurs.

Femmes 172. — Décès par phthisie 55, dont 32 tisseuses et 14 dévideuses.

ANNÉE 1863. — TOTAL DES DÉCÈS : 352.

Décès.

Hommes 182. — Décès par phthisie 70, dont 18 tisseurs.

Femmes 170. — Décès par phthisie 63, dont 21 tisseuses et 19 dévideuses.

ANNÉE 1864. — TOTAL DES DÉCÈS : 384.

Décès.

Hommes 180. — Décès par phthisie 57, dont 26 tisseurs.

Femmes 204. — Décès par phthisie 84, dont 33 tisseuses et 24 dévideuses.

Année 1865. — Total des décès : 500.

Décès.

Hommes 237. — Décès par phthisie 95, dont 31 tisseurs.

Femmes 263. — Décès par phthisie 96, dont 34 tisseuses et 25 dévideuses.

Année 1866. — Total des décès : 463.

Décès.

Hommes 233. — Décès par phthisie 97, dont 35 tisseurs.

Femmes 230. — Décès par phthisie 102, dont 44 tisseuses et 23 dévideuses.

TOTAL GÉNÉRAL POUR LES CINQ ANNÉES : 2,024.

Décès par phthisie	771	Le tiers environ de la mortalité générale.
Tisseurs phthisiques.	139	
Tisseuses phthisiques	164	
Dévideuses phthisiques	105	

Les 1,253 cas de décès en dehors de la phthisie sont déterminés dans l'ordre de fréquence qui suit : maladies du cœur, catarrhe et emphysème, cancer, apoplexie, fièvre typhoïde, pneumonie, rhumatisme articulaire aigu.

Sur 105 *décès de dévideuses* phthisiques on en compte 47 de 15 à 18 ans, puis la plus forte proportion correspond à l'âge de 20 à 25 ans.

Sur 164 cas de décès par phthisie chez les *ouvrières tisseuses*, on compte à peu près un quart de décès de 15 à 20 ans.

A l'hôpital de la Croix-Rousse, le tableau ci-dessus indique que la proportion des décès par phthisie pulmonaire est presque le tiers du nombre total des décès : 364 cas de décès par phthisie sont répartis pour toutes les profes-

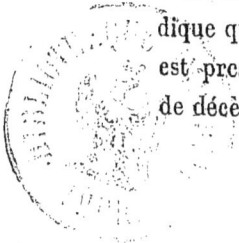

sions autres que celles des tisseurs et des dévideuses.

Chez les ouvriers tisseurs le plus grand nombre des décès par phthisie est de 20 à 25 ans, puis de 25 à 35 ans. Sur les hommes l'âge moyen de la mort par consomption est plus fort que chez les femmes.

Mon confrère le docteur Perroud a publié, en 1864, dans le *Journal de médecine de Lyon* le tableau suivant qui résume le nombre des décès causés par la [phthisie pulmonaire à l'Hôtel-Dieu pendant les années 1856, 1857, 1858, 1859 et 1860 en le comparant au nombre total des décès occasionnés par les diverses maladies. Suit le tableau.

ANNÉES.	TOTAL GÉNÉRAL DES DÉCÈS.	DÉCÈS PAR PHTHISIE.	DÉCÈS PAR PHTHISIE SUR 100 DÉCÈS DE CAUSES DIVERSES.
1856	1,869	407	21,7
1857	1,859	424	22,5
1858	1,757	381	21,6
1859	1,761	385	22,4
1860	1,635	382	23,30
TOTAUX.	8,881	1,979	MOYENNE. 22,2

Le tableau précédent montre que le nombre des décès par phthisie pulmonaire est à peu près le cinquième du nombre total des décès à l'Hôtel-Dieu ; à l'hôpital de la Croix-Rousse pour un relevé de quatre années et demi il s'élève presque au tiers. Ces deux statistiques né sont pas très-exactement comparables parce que l'Hôtel-Dieu est un

hôpital général qui reçoit des malades du dehors, tandis
que l'hôpital de la Croix-Rousse reçoit surtout les ouvriers
de la localité.

M. Boudin (1) a dressé une autre statistique de la proportion relative des décès par phthisie dans plusieurs
grandes villes ; ainsi sur 100 décès de toute cause on
compte :

	Décès par phthisie.		Décès par phthisie.
A Édimbourg	11,9	A Londres	18
Leith	10,3	Naples (hôpital des	
Glascow	17,1	Invalides)	20
Dundée	13	Lyon (Hôtel-Dieu)	22,2
Paislay	20,8	Brest (le bagne)	21,5
Greenoch	14,3	Toulon (le bagne)	4,5
Aberdeen	6,2	Rochefort (le ba-	
Perth	12,8	gne)	2,5

Il faut remarquer que Lyon a le triste privilège de la
supériorité, qui n'est disputée que par l'hôpital des Incu-
rables à Naples.

Mon confrère compare ensuite la mortalité par tuberculisation pulmonaire à celle que fournissent les autres maladies de poitrine ; dans le tableau précédent les maladies
aiguës de poitrine sont les pneumonies, les pleurésies, les
péricardites, les bronchites et les maladies aiguës du cœur.
Dans les maladies chroniques figurent les décès par catarrhe et emphysème et par sénilisme. La proportion des
décès par phthisie chez les femmes est bien supérieure à
celle des hommes. Ainsi, pendant cinq années à l'Hôtel-

(1) Boudin. *Traité de géographie et de statistique médicales,*
1857, tome II, page 641.

Dieu la différence est représentée par les chiffres 1,086 femmes et 893 hommes. Mon confrère fait remarquer que le nombre général de décès de causes diverses est sensiblement le même pour les deux sexes et que le nombre des hommes reçus à l'hôtel-Dieu est beaucoup supérieur au nombre des femmes admises à l'hospice pendant le même temps.

Suivant les âges, c'est de 20 à 25 ans que la mortalité est la plus forte soit à Lyon, soit en Angleterre.

La mortalité varie aussi avec la profession ; ainsi les 893 décès par tuberculisation du poumon chez les hommes de 1856 à 1860 sont répartis de la manière suivante :

	Décès.		Décès.
Ouvriers en soie	204	Garçons de café et limonadiers	
Journaliers	109		
Cordonniers	58	Mécaniciens	10
Menuisiers et charpentiers	45	Teinturiers	10
		Chapeliers	10
Maçons	27	Colporteurs	10
Domestiques	25	Terrassiers	12
Plâtriers	13	Tailleurs d'habits	22
Serruriers et forgeurs	13	Commissionnaires	7
Commis	15	Cultivateurs	4

En parcourant ce nécrologe, on se demande si on n'arrivera pas un jour à limiter les progrès d'une affection désespérante qui décime les populations et dont les ravages s'élèvent aux proportions d'une calamité sociale. Oui, nous croyons sincèrement que ce fléau diminuera avec l'amoindrissement progressif de l'ignorance et de la misère. Nous obtiendrons ce résultat par le développement de l'hygiène publique et privée. La thérapeutique de la phthisie se propose deux buts distincts, mais qui se complètent : la préservation et la guérison.

On distingue des phthisies *héréditaires* et des *phthisies acquises*. Ces dernières sont incontestables; l'observation clinique de tous les jours les met en relief. Les chiffres suivants témoignent encore en faveur de l'opinion que nous soutenons.

M. Briquet, sur 95 phthisies en a trouvé 36 héréditaires et 53 acquises. Louis, sur 31 phthisiques, compte 12 cas de phthisie acquise pour 3 de phthisie héréditaire. Dans 16 cas il ne put se prononcer. On devient tuberculeux sans prédisposition héréditaire. C'est dans les ressources de l'hygiène publique et privée qu'il faut chercher les moyens préventifs, et ces moyens se déduiront de l'étude analytique des conditions spéciales dans lesquelles vivent les ouvriers tisseurs, les tisseuses et les dévideuses. Pour atteindre le résultat désiré, on a conseillé avec raison de donner aux classes laborieuses quelques notions d'hygiène, une sorte d'instruction médicale, de créer des conférences d'hygiène à leur portée pour leur faire connaître les ressources précieuses de cette partie de la science médicale. Ces moyens sont bons dans une certaine mesure, mais ils ne sont pas susceptibles de donner des résultats pratiques immédiats.

Toutes les mesures hygiéniques à prendre en vue de la préservation doivent combattre la cause de deux maladies redoutables, la phthisie et la scrofule qui ravagent les classes pauvres.

Dans le *Traité d'hygiène publique et privée* de Michel Lévy, il est démontré par les recherches de M. Marc d'Epine que sur 1,000 décès, 233 étaient occasionnés chez les pauvres par l'affection tuberculeuse, tandis que pour le

même nombre de décès chez le riche le chiffre des morts
par tuberculisation était seulement de 67.

Les auteurs qui se sont occupés de l'influence des pro-
fessions sur la phthisie pulmonaire ont divisé ces influences en influences nuisibles et en influences préservatrices.

Les influences nuisibles, celles qui sont causes de la
diathèse tuberculeuse et en font éclore toutes les manifes-
tations se rattachant à trois chefs : 1° la vie sédentaire;
2° l'atmosphère viciée des ateliers; 3° la position courbée. Les ouvriers tisseurs et les dévideuses subissent à
peu près l'influence réunie de ces trois mauvaises conditions ; en effet leur vie est très-sédentaire, l'atmosphère
des ateliers est très-viciée, surtout chez les dévideuses, et
en troisième lieu les tisseurs ont une position courbée inclinée en avant et qui ne peut manquer d'influencer la di-
gestion et la respiration.

Quant aux ouvriers qui travaillent sur les métaux, dans
les manufactures de tabac et dans les mines, ils ne jouissent
pas d'une immunité complète relativement à la phthisie
pulmonaire et en outre ils ont le triste privilège de quelques maladies spéciales.

L'oxygène est comme on le sait le principal aliment respiratoire. Il est de toute nécessité que l'atmosphère que
l'on respire soit suffisamment oxygénée et surtout qu'elle
ne soit pas viciée par un gaz impropre à la respiration.

Ici donc se présente la question des atmosphères confinées. Nous avons visité un grand nombre d'ateliers de tisseurs et de dévideuses et dans tous il y a une aggloméra-
tion trop grande d'individus et l'infraction aux lois les plus
communes de l'hygiène est générale.

Dans les petites maisons de dévidage le tableau de cette

vie d'ouvrière est si triste que le médecin est moins étonné du développement des maladies scrofuleuses et tuberculeuses que de la résistance que la nature oppose à cette œuvre de destruction lente et continuelle. Ainsi une seule pièce à deux fenêtres, quelquefois peu éclairée sinon humide, contient trois ou quatre mécaniques à dévider ; elle est rétrécie par une alcôve où couche la maîtresse, par une soupente infecte où couchent quatre élèves sur deux mauvais lits. Ajoutons un poêle pour faire la cuisine pendant l'hiver et un réchaud pour l'été qui apporte encore une nouvelle cause de viciation : du linge lavé suspendu à des cordes pour être séché pendant la nuit. Sans parler de certains gaz qui comme l'acide sulfhydrique se dégagent en abondance de chaque étage des maisons ouvrières. Tel est le tableau d'un assez grand nombre de petites maisons de dévidages contenant de quatre à six élèves. Les ateliers de tisseurs sont généralement dans des conditions un peu moins défavorables. Toutes les causes semblent être réunies pour concourir au même but fatal. Ainsi, proportion insuffisante d'oxygène par l'exiguïté du local, par l'insuffisance du renouvellement, quantité considérable d'acide carbonique et quelquefois de l'oxyde de carbone, ce sont là les trois conditions qui déterminent une sorte d'asphyxie lente, donnent une hématose incomplète et déterminent des troubles profonds dans la respiration et la nutrition.

Au travail sédentaire dans les plus mauvaises conditions nous devons ajouter encore une nourriture mauvaise et insuffisante, au sujet de laquelle nous ne voudrions pas donner les détails que nous avons appris. N'oublions pas surtout de mentionner une moyenne de travail de 14 à

15 heures pour des enfants dont l'âge varie de 9 à 12 ans. Cette durée de travail est passée en usage dans tous les ateliers de dévideuses, contrairement aux lois qui règlent le contrat d'apprentissage.

Les conditions des ouvrières tisseuses, des ouvriers tisseurs nous paraissent un peu meilleures que celles des dévideuses, car s'il n'existe pas de limite d'âge pour l'apprentissage de ces dernières, l'usage a établi que généralement l'apprentie tisseuse ne monte sur le métier avant l'âge de 14 ans.

Si la phthisie est plus fréquente chez les femmes et les jeunes filles, comme cela a été établi par toutes les statistiques, il faut attribuer ce privilége fâcheux à plusieurs circonstances, à la vie sédentaire, sans doute, dans des conditions malheureuses, mais aussi à la prédominance de la constitution lymphatique de la femme, et à l'épreuve de certaines fonctions surajoutées, comme la menstruation, la grossesse, l'accouchement, l'allaitement. Les médecins savent avec quelle difficulté s'établit cette nouvelle fonction, quelles vicissitudes elle subit jusqu'à son parfait développement et combien de fois elle est le point de départ d'accidents graves. La chlorose ou la chloro-anémie est une prédisposition à la phthisie, quand elle n'en marque pas le début. M. Fonssagrives dans son traité de thérapeutique de la phthisie pulmonaire développe cette idée et démontre le rôle actif que joue cette fonction au début de la phthisie. On remarquera, en effet, que les jeunes filles dont nous parlons atteignent cette période difficile de leur vie précisément au moment où elles sont entourées des conditions les plus défavorables. Je ne puis, sans sortir de mon sujet, faire connaître la série d'accidents qui commence à la chlorose et se termine par le tubercule.

Les apprenties tisseuses et dévideuses ne sont pas toutes nées à Lyon ; beaucoup viennent de la campagne, surtout des départements de la Savoie. Elles arrivent à la ville, fortes, robustes, le teint coloré, ne présentant pas les attributs du tempérament lymphatique ; mais après deux ou trois années de séjour, il est difficile de les reconnaître. La chlorose ou l'anémie a donné son empreinte, tous les actes de la vie végétative languissent. Le danger est menaçant, mais il est méconnu ; à quelques mois de là il survient une petite toux, sous l'influence d'un refroidissement ou d'une brusque variation atmosphérique ; la jeune fille reçoit quelques soins tout en continuant son travail ; plus tard, si la toux persiste, s'il survient un crachement de sang, on conduit la malade à l'hôpital ; à ce moment, la phthisie est reconnue à sa première période ; elle suivra son évolution dans une période variable mais qui le plus souvent ne dépasse pas deux ou trois ans.

Cette période douloureuse est entrecoupée de plusieurs séjours dans les hôpitaux qui ne peuvent que reculer le terme fatal. Cette observation sommaire résume toutes les autres ; ce n'est pas le fait exceptionnel décrit pour le besoin de la cause, c'est le fait général, c'est la règle.

J'ai insisté sur ce point parce que je suis convaincu que cette malheureuse coïncidence de l'âge de l'apprentissage et de l'établissement d'une fonction importante est très-souvent la cause provocatrice d'une tuberculisation locale ou générale.

Après avoir analysé sommairement les conditions dans lesquelles se trouvent les tisseurs et les dévideuses au point de vue: 1º de la vie sédentaire, 2º des atmosphères confinées et viciées, il nous reste à étudier en troisième lieu, l'influence du métier de tisseur en lui-même considéré comme instrument, en tenant compte de la position légèrement inclinée en avant de l'ouvrier, puis l'action de la mécanique à dévider.

Après la phthisie pulmonaire, la maladie qui conduit le plus souvent à l'hôpital les ouvriers dont nous parlons, c'est la gastralgie sous toutes ses formes variées, et certainement pour les tisseurs, le métier en lui-même a sa part d'influence dans la cause de la maladie, soit par la durée du travail, soit par la disproportion de l'âge et de la force du sujet avec la somme de forces à dépenser. Quelques femmes, en effet, font des ouvrages qui ne devraient être confiés qu'à des ouvriers forts et robustes.

Les informations détaillées, recueillies de la bouche des malades à leur entrée à l'hôpital et en visitant les ateliers, nous portent à admettre que le métier du tisseur par lui-même n'a rien d'incompatible avec l'exercice à peu près normal des principales fonctions, mais qu'il y a des abus à réprimer et surtout des modifications à apporter dans la réglementation de l'apprentissage.

La même remarque s'applique à la profession de dévideuse. La mécanique dite à dévider est un appareil simple qui ne présente pas de grands inconvénients. Elle exige peu de forces, car elle peut être mise en mouvement par un enfant de 12 à 13 ans, dans les conditions ordinaires de santé et de développement ; avant cet âge, il serait prudent d'éloigner les élèves. La gymnastique des bras ne serait pas défavorable à l'acte respiratoire, si elle ne s'accompagnait pas, surtout au début, d'une fatigue très-grande des muscles du dos qui se traduit par des douleurs entre les épaules ou au creux épigastrique. L'ouvrière est assise et à l'aide d'une pédale, elle imprime un mouvement qui se transmet aux guindres sur lesquels sont placés les écheveaux de soie.

L'élévation des bras et le mouvement des pieds constituent à peu près tout le travail actif de l'ouvrière. Ce mouvement continu, trés-fatigant pour les jeunes filles, est souvent douloureux et impossible pour les femmes après quelques accouchements ; il détermine du tiraillement et des déplacements.

La soie teinte en noir ou en couleur par les procédés usuels ne donne lieu dans cette opération à aucun dégagement de poussières. Les substances employées pour la teinture sont parfaitement fixées, et il ne peut être question de poussières absorbées par les voies respiratoires, comme dans la phthisie des tailleurs de pierre, comme pour les horlogers ou les tourneurs sur cuivre.

Il résulte de cette exposition que l'influence du métier seule, chez les tisseurs comme chez les dévideuses, ne joue qu'un rôle secondaire et que la principale cause du développement de la phthisie pour cette classe d'ouvriers doit être rapportée à la vie sédentaire dans une atmosphère confinée et viciée et surtout à l'insuffisance et à l'inobservation du réglement qui régit l'apprentissage.

J'ai hâte d'arriver à un dernier point que je ne puis omettre.

S'appuyant sur les données de l'induction et sur plusieurs séries d'expériences, un jeune savant, professeur au Val-de-Grâce, M. Villemin, a presque démontré que la tuberculose était l'effet d'un agent causal spécifiquè, d'un virus qui peut sur certains animaux se reproduire et reproduire en même temps la maladie dont il est le principe essentiel.

Ces travaux ont singulièrement modifié les opinions des médecins relativement à la contagion de la phthisie pulmonaire. L'idée de la contagion était presque universellement rejetée par les médecins il y a quelques années. Aujourd'hui on tend à revenir à l'idée de la transmission. Pour nous, nous pensons que la question n'est pas encore définitivement résolue et qu'il est imprudent de nier la contagion absolument et dans tous les cas; en effet la phthisie présente souvent les symptômes d'une maladie générale, d'une sorte d'infection de l'économie qui pourrait bien se transmettre dans les cas où des contacts très-rapprochés et continuels (comme le coucher dans un même lit) expose un individu sain à absorber les miasmes qui se dégagent de la muqueuse pulmonaire et de la peau des malades. Quelques médecins ont vu des femmes présenter les premiers symptômes d'une phthisie pulmonaire peu de temps après la mort de leur mari lorsqu'elles avaient partagé sa couche jusqu'au dernier moment. Il est donc sage dans la pratique de se comporter comme si la tuberculisation était certainement contagieuse et de faire prendre quelques précautions aux personnes qui ont des rapports immédiats et fréquents avec les phthisiques.

Je termine ce travail trop long en résumant quelques conclusions.

1º La proportion des phthisiques dans les hôpitaux de Lyon est supérieure à celle de tous les hôpitaux dans les grandes villes, soit en France soit à l'étranger;

2º A l'hôpital de la Croix-Rousse la mortalité par la phthisie seule a été, pour une durée de cinq années, à peu près le tiers de la mortalité générale;

3º La phthisie acquise, très-fréquente dans les hôpitaux, frappe les ouvriers tisseurs et principalement les tisseuses et dévideuses ;

4º Les jeunes filles et les femmes sont plus spéciale- ment atteintes de cette maladie en raison de l'âge où l'on fait commencer l'apprentissage et de la coïncidence sur laquelle nous avons insisté.

Nous émettons des vœux pour qu'une réforme impor- tante, radicale, soit demandée concernant surtout la durée du travail et l'âge de l'apprentissage. Le règlement du con- trat d'apprentissage est sans doute insuffisant et de plus il n'est pas observé. L'usage a été substitué au règlement et il a introduit de tels abus qu'il est du devoir du médecin de les signaler hautement aux personnes chargées de ré- gler les droits et les devoirs réciproques des maîtres et des ouvriers. Sans nous faire illusion sur les difficultés qui sur- giront pour obtenir une réforme importante, nous la récla- mons avec instance, convaincu qu'elle se traduirait après quelques années par l'abaissement du chiffre de la morta- lité par la phthisie chez les ouvriers lyonnais.

Ce but doit être atteint, il a été pour nous le motif de nos recherches poursuivies pendant plusieurs années en vue de cet aphorisme médical, qu'il faut surtout s'appliquer à pré- venir lorsqu'on ne peut guérir.

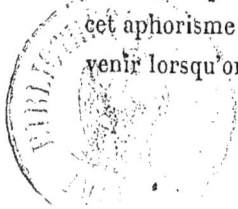

www.ingramcontent.com/pod-product-compliance
Lightning Source LLC
Chambersburg PA
CBHW050456210326
41520CB00019B/6234